Vorwort

Als ganz junge Kräuterfrau wurde ich von einigen „alten Hasen“ vor dem Giersch gewarnt. Sie meinten, der Giersch hätte solch intensive ätherische Öle, dass er nur in allerkleinsten Mengen gegessen werden dürfe. Ansonsten würde man Schäden davontragen. Das hat mich tief beeindruckt und ich habe alles, was ich finden konnte, über den Giersch gelesen. Und ja – er ist mächtig. So mächtig, dass die Italiener ihn *piccola angelica* nennen – kleine Engelwurz. Als eines der ersten Kräuter im ganz frühen Jahr ist er auch ganz besonders wichtig, wie wir an anderer Stelle noch sehen werden. Aber schädlich ist er ganz und gar nicht: Bei meinen Vorträgen über die Frühjahrskräuter habe ich immer ein Sträußchen Giersch dabei und jeder darf probieren von diesem

„Teufelszeug“, das angeblich den ganzen Garten ruiniert. Und wenn dann alle kauen und über den Wohlgeschmack des Krautes staunen, erzähle ich vom Giersch: Von seinen positiven Eigenschaften und wie er den Menschen schon vor Tausenden von Jahren im Frühling half, zu überleben und zu heilen.

Übrigens haben die Teilnehmer meiner Kurse gerne und häufig Giersch gegessen – und es hat keinem von ihnen geschadet!

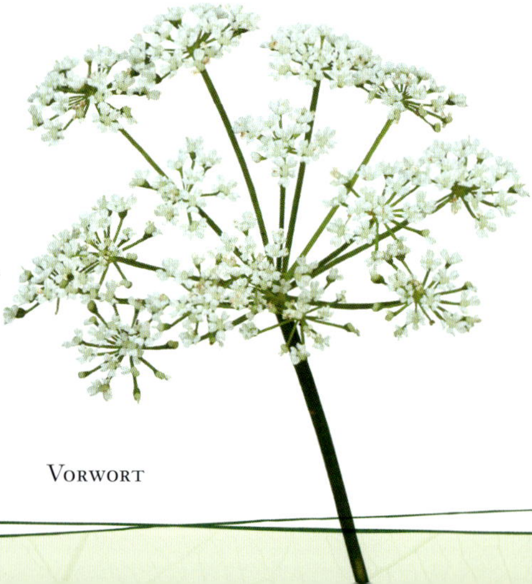

Giersch

AEGOPODIUM PODAGRARIA

Wohltuendes aus der Natur

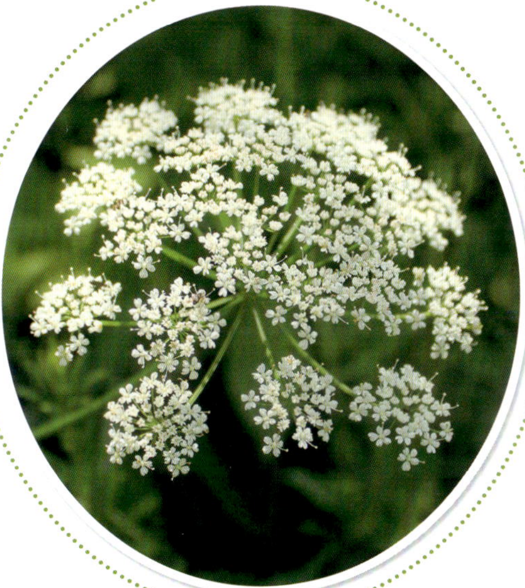

tosa

Inhalt

Steckbrief

Wissenschaftlicher Name: *Aegopodium podagraria*

Volksnamen: Geißfuß, Ziegenkraut, Dreiblatt, Zipperleinskraut, Geißetritt, Ferkelfüße, Wiesenholler

Familie: Doldenblütler *(Apiaceae)*

Verwendete Pflanzenteile:
Blätter, Blüten, selten die Wurzeln

Sammelzeit Blätter: Februar bis November

Sammelzeit Blüte: Mai bis September

Die wichtigsten Inhaltsstoffe: Ätherische Öle (stoffwechselanregend), Polyine (Sonnenschutz), Flavonoide und Karotin (antioxidativ), Vitamin C, Eisen (notwendig zur Blutbildung), Kupfer und Mangan (lebensnotwendige Spurenelemente) und Bor (Antibiotika)

Medizinische Anwendung: stoffwechselanregend

Indikation innerlich: Störung des Harnsäurestoffwechsels, Rheuma (Wirkung nicht belegt)

Indikation äußerlich: Insektenstiche, Wunden, Ischiasbeschwerden, Hämorrhoiden

Planetenzugehörigkeit: Merkur

Einleitung

Die meisten Menschen, denen ich den Giersch schmackhaft machen möchte, halten mich für nahezu verrückt: Denn jedes noch so kleine Stück Wurzel kann innerhalb kürzester Zeit ein großes Gebiet im Garten erobern und den Gärtner zur Verzweiflung bringen. Und je häufiger gehackt und gejätet wird, umso schneller kommt das „Podagrakraut" wieder zum Vorschein. Erst bei näherem Kennenlernen der Pflanze versteht man, warum die Natur das in weiser Voraussicht so eingerichtet hat: Der Giersch gehört zu den ersten und wichtigsten Kräutern des Frühjahrs, dessen massenhaftes Wachstum für das Überleben der Menschen und aller grasfressenden Tiere gesorgt hat!

Stellen Sie sich einmal folgendes Szenario vor: Eine Gruppe von Menschen sitzt in einer Höhle. Sie kennen schon das Feuer und scharen sich um die Wärmequelle. Die Frauen des Stammes haben im Herbst alles Essbare gesammelt, das sie finden konnten.

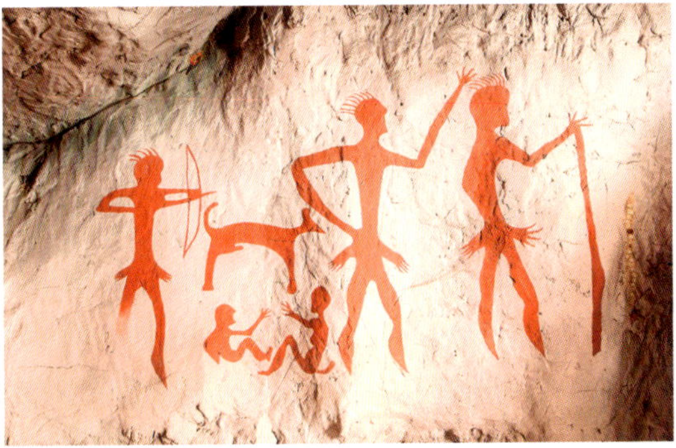

Dazu gehören Früchte, Nüsse, Wurzeln, Kräuter usw. Die Männer haben Wild gejagt und Fische gefangen, deren Fleisch getrocknet wurde. Nun sitzen diese Menschen aber schon seit 4 Monaten in der Höhle, weil sie sich zwar dem Ende einer Eiszeit nähern, die Winter

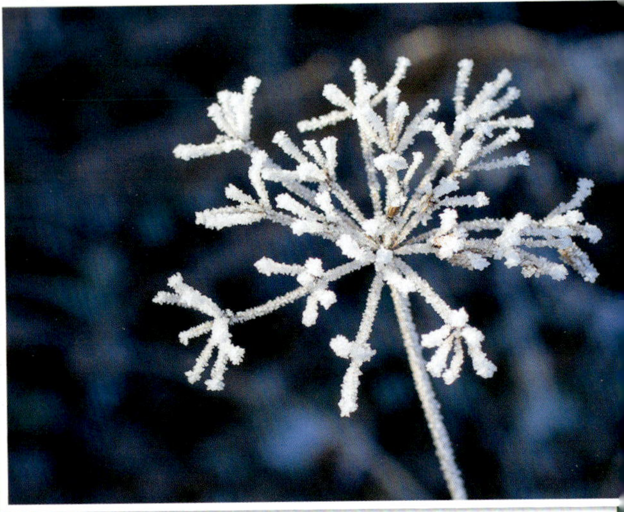

aber immer noch sehr lang sind. Die pflanzlichen Vorräte sind schon aufgebraucht – ab jetzt gibt es nur noch Fleisch, Fleisch und Fleisch. Das bedeutet für den menschlichen Stoffwechsel, dass sich große Mengen tierischer Eiweiße bzw. sogenannte Harnsäuren im Körper anreichern. Erhöhte Harnsäurewerte können lange Zeit ohne spürbare Beschwerden bleiben – und zwar solange wie die Harnsäure gelöst bleibt. Werden aber weiterhin tierische Fette und Eiweiße zugeführt, beginnt die Harnsäure sich in Form von Kristallen zu verfestigen. Damit ist der Körper schlicht und einfach überlastet und benötigt Orte, an denen er den „Sondermüll" bis zur weiteren Verarbeitung lagern kann. Und natürlich werden auch diese „Zwischenlager" möglichst weit weg vom Zentrum angelegt – nämlich in den Großzehen- und Daumengrundgelenken. Dort beginnen auch die schmerzhaften Anfälle.

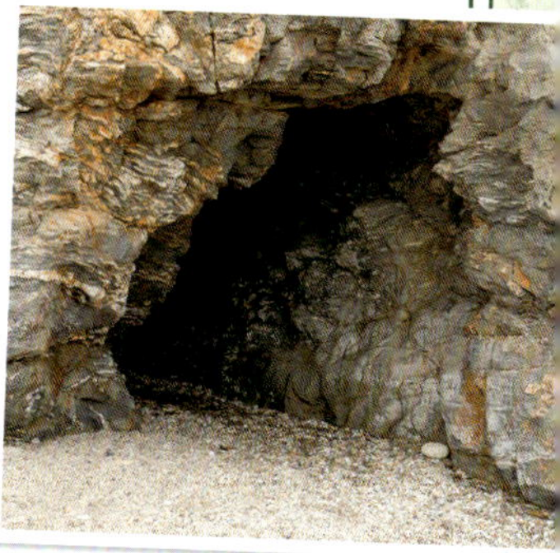

Doch eines Tages hören die Menschen in ihrer Höhle ein Tröpfeln, dann ein Fließen, vielleicht auch einen Vogel singen. Der Anführer der Gruppe wagt sich als Erster hinaus aus der Höhle – und dann strömen auch die anderen heraus in das gleißende Licht … sie sind verwirrt und ihre Augen müssen sich nach der langen Zeit im Halbdunkeln erst an die Helligkeit gewöhnen. Da sehen sie etwas Grünes, das unter der Schneedecke hervorlugt – der erste Giersch! Er wird gierig verschlungen.

Aber bevor dieser sich daran macht, die Gichtzehe zu kurieren, sorgt er erst einmal für das Überleben des Menschen, indem er mit seinem hohen Anteil an ätherischen Ölen die sogenannte *Medula oblongata*, Teil des Gehirnstamms, aktiviert und den Menschen damit hellwach und aufmerksam werden lässt. Schließlich wachen Bewohner anderer Höhlen (wie z. B. der Säbelzahntiger) jetzt auch auf und haben Hunger.

Und erst jetzt beginnt der Giersch, die Ausscheidung bereits abgelagerter Harnsäure über die Nieren voranzutreiben und den Menschen mit ausreichend Vitaminen und Spurenelementen zu versorgen.

Ich hoffe, dieser kleine Exkurs in die Vergangenheit hat dazu beigetragen, dass Sie Ihre Meinung über den Giersch etwas revidieren!

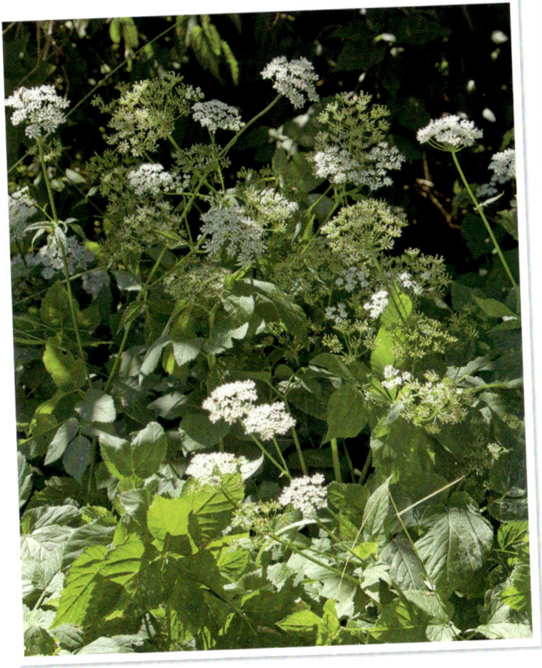

Vorkommen

Die unglaublich ausdauernde Pflanze kommt fast überall in Europa vor. In Nordamerika wurde sie von den ersten europäischen Siedlern eingeschleppt und hat sich dort gut etabliert. Schnell erkannten auch die einheimischen Nordamerikaner die enorme Heilkraft der fremden Pflanze.

Der Giersch liebt, wie alle Doldenblütler, schattige, feuchte Orte und lässt sich gerne auf unbewirtschafteten Äckern und Brachland nieder. Auch unter Büschen und Hecken findet man das urwüchsige Kraut. Das Wachstum der feinen, glasartigen Wurzeln ist schier ungebremst und jedes kleinste Wurzelstück baut sofort ein neues Imperium auf. Die Wachstumsperiode ist fast ganzjährig.

Beschreibung

Warum der Giersch auch als Geißfuß oder Ziegenfuß benannt wird, zeigt sich bei genauerer Betrachtung der Blätter: Diese sind 3-teilig, wie der Fuß einer Geiß. Das lateinische Wort *podagrarius* bedeutet „fußgichtheilend“. Weitere Namen des Gierschs sind unter anderem Geißetritt, Ferkelfuß oder Krähenfuß.

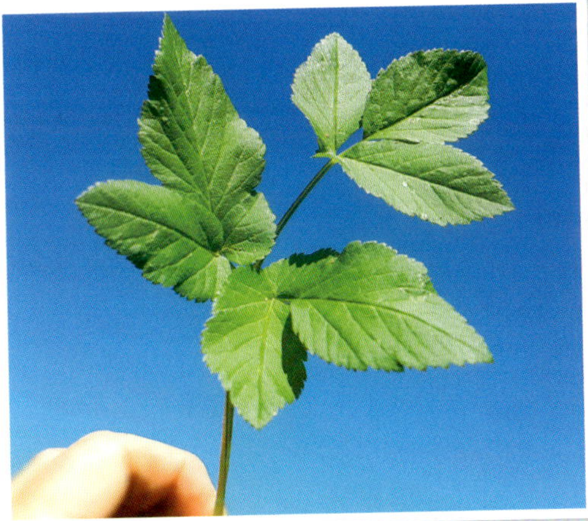

ACHTUNG! VERWECHSLUNGSGEFAHR!

Da der Giersch als Doldenblütler einige ziemlich giftige Verwandte hat, wie z. B. den Gefleckten Schierling oder den Taumel-Kälberkropf, sollten Sie besonders auf die in diesem Kapitel beschriebenen **sicheren Bestimmungsmerkmale** des Gierschs achten!

Lassen Sie sich die Pflanze so oft zeigen, bis Sie selbst ganz sicher sind, dass Sie tatsächlich den Giersch vor sich haben!

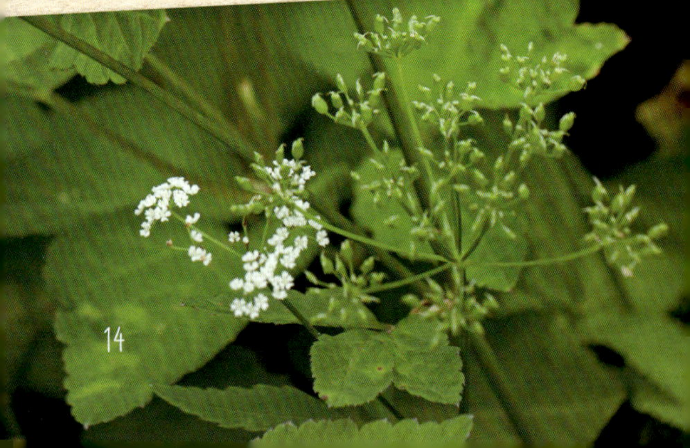

Fast noch unter der Schneedecke kommen die ersten fein-hellgrünen, glänzenden Blättchen aus dem Boden. Sie sind noch zusammengefaltet und ein bisschen knittrig.

Die Blattstiele sind *3-eckig* (ein wichtiges Unterscheidungsmerkmal zu giftigen Verwandten!), *markig* (d. h. nicht hohl) und haben eine *Rinne* an der Oberseite.

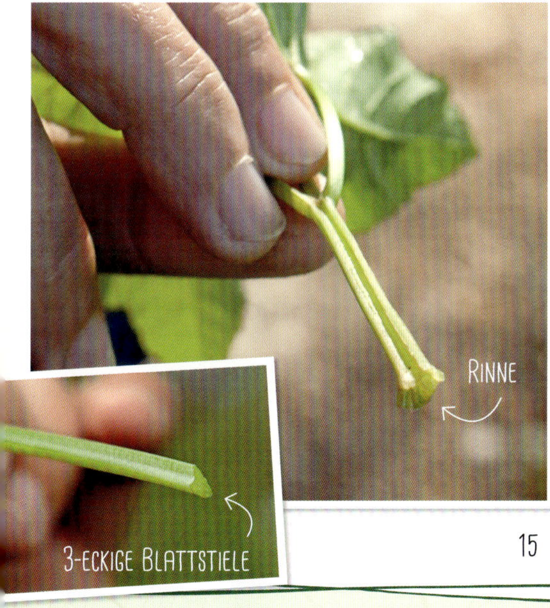

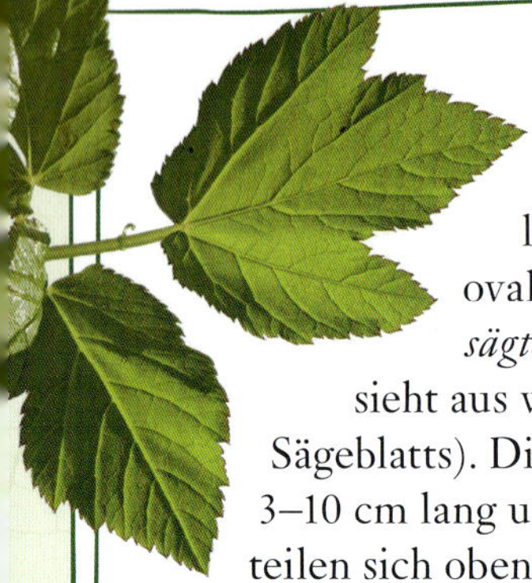

Ganz entfaltet sind die Blätter länglich-eiförmig bis oval und haben einen *gesägten Rand* (d. h. der Rand sieht aus wie die Zacken eines Sägeblatts). Die Teilblättchen sind 3–10 cm lang und 1,5–4 cm breit. Sie teilen sich oben in 3 kleinere Stängel, die dann jeweils nochmal in 2 oder 3 kleine Stängelchen mit Blättchen auslaufen. Alle Teile der Pflanze sind unbehaart (ebenfalls ein wichtiges Unterscheidungsmerkmal!).

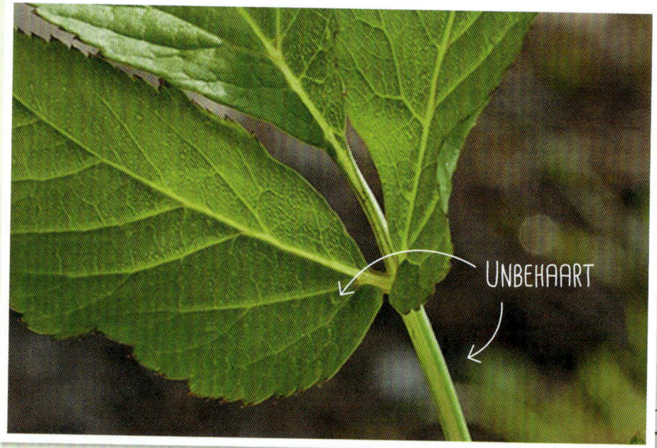

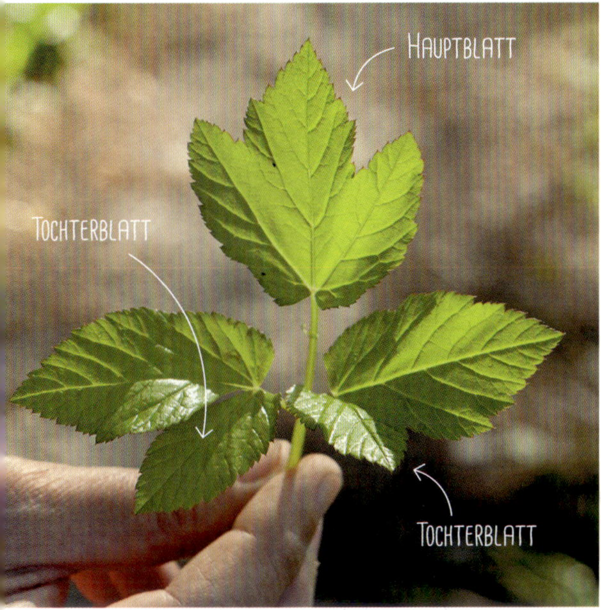

Die beiden Blätter rechts und links vom Hauptblatt können noch sogenannte *Tochterblätter*, auch *Mutter-Kind-Blätter* genannt, haben.

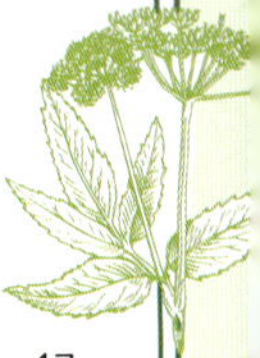

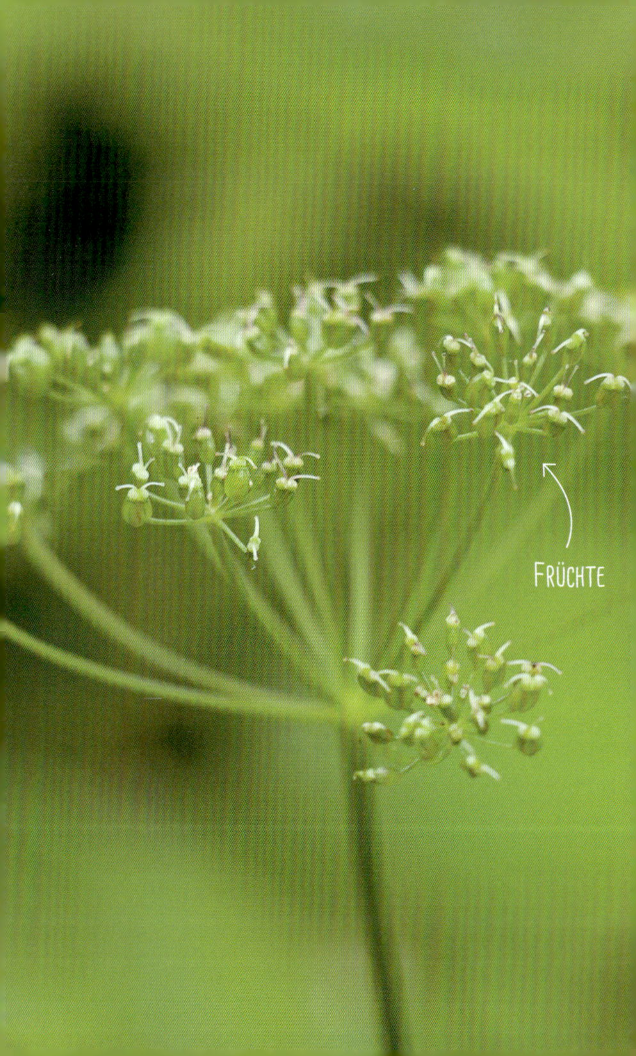
FRÜCHTE

Der manchmal fast 1 Meter hohe, hohle, kantige und gefurchte Stängel trägt ziemlich große, zwittrige (d. h. zweigeschlechtliche) Blütendolden. Sie haben 12–18 Strahlen, bei den Knospen fehlen die Hüllen und bei den Blüten die Hüllchen. An deren Ende entstehen weitere Strahlen, auf welchen jeweils ein winziges, weißes Blütchen sitzt.

Die Früchte sind länglich-eiförmig und ca. 3 mm lang.

Der Geschmack des Gierschs ist aufgrund der vielen ätherischen Öle intensiv und erinnert an Petersilie. Manche sagen auch, er würde nach Sellerie oder Karotten riechen, doch das muss jeder selbst herausfinden.

Aber Vorsicht: Ein empfindlicher Magen kann auf den Verzehr sehr großer Mengen eventuell mit Übelkeit reagieren.

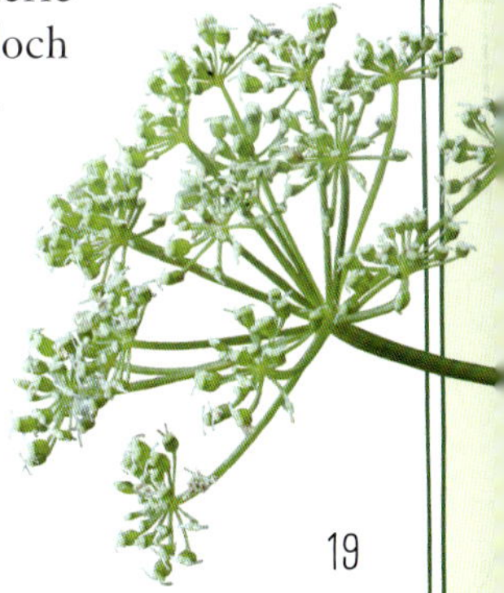

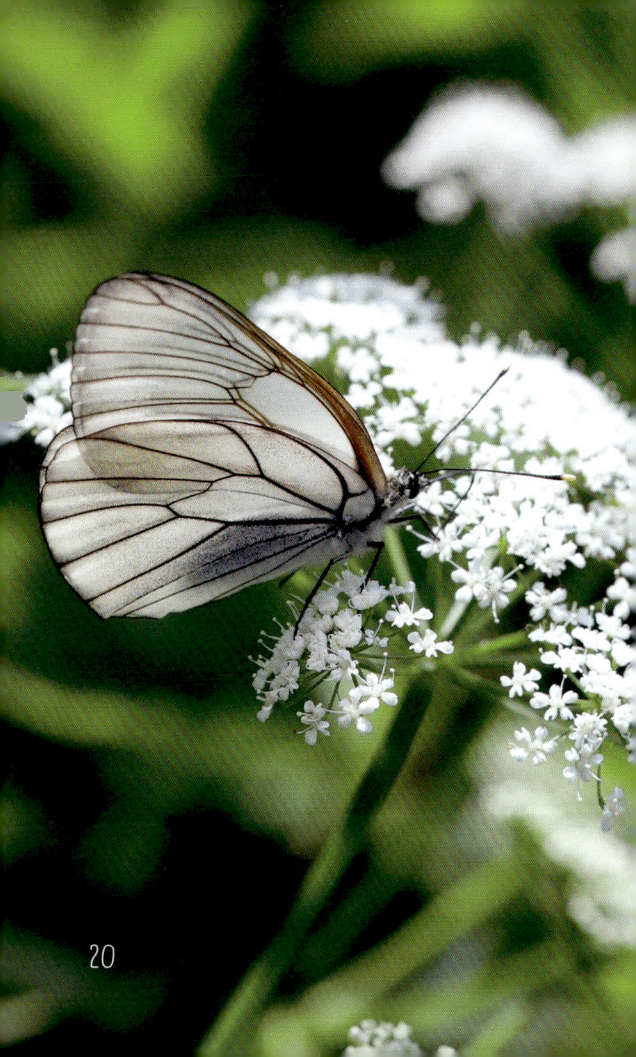

VERWENDUNGSMÖGLICHKEITEN

Vom Giersch kann prinzipiell alles gegessen werden, allerdings ist es sehr mühsam, die feinen Würzelchen auszugraben – das lohnt sich kaum.

Im Frühjahr sollte man täglich die hellgrünen, kleinen Blättchen zu sich nehmen, da sie, wie bereits erwähnt, enorme Entschlackungsmeister sind: Mineralstoffe werden aufgefüllt und die Zellen geschützt.

Die größeren Blätter werden im späten Frühling zu Smoothies, Salaten, Aufläufen oder in der leckeren „Pizza Podagra" (Rezept siehe Seite 50) verarbeitet. Als nächste Delikatesse erscheint dann im frühen Sommer der Blütenansatz,

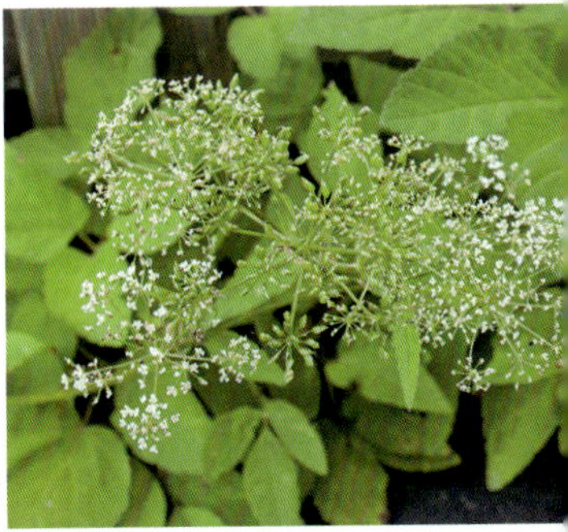

der ganz einfach abgebrochen werden kann. Man genießt ihn am besten frisch an Ort und Stelle.

Und nicht zu vergessen die Blütendolde: Solange noch die kleinen Blüten an den Dolden sind (oder ein ganz junger Fruchtstand), kann die Dolde in einen leichten Pfannkuchenteig getaucht und in Fett ausgebacken werden. Das sieht schön aus, ist schmackhaft und regt aufgrund der vielen ätherischen Öle die Verdauung an.

Wenn der Samen reif ist, können Sie auch diesen verwenden: Schneiden Sie die Dolden ab und legen Sie sie auf eine Darre oder in eine mit einem Tuch ausgelegte Holzkiste. Fühlt sich der Samen trocken und leicht an, kann er in einer Dose aufbewahrt, gemahlen und als Suppengewürz verwendet werden – so holt man sich ganzjährig den Sommer in die Küche!

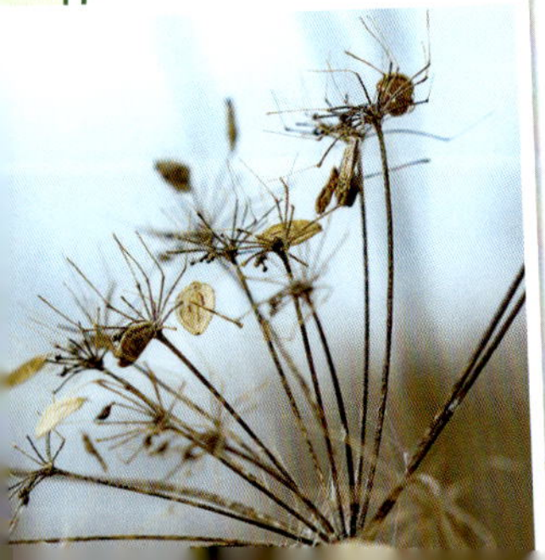

Das Sammeln von Kräutern

Grundsätzlich gilt, dass man nur Pflanzen sammeln darf, die man mit hundertprozentiger Sicherheit erkennt! Bei der Sammlung von wildlebenden Pflanzen sind generell folgende Regeln zu beachten:

- Natürlichen Standorten keine Pflanzen entnehmen, die geschützt oder gefährdet sind.
- Dem Standort niemals das gesamte Pflanzenvorkommen entnehmen.

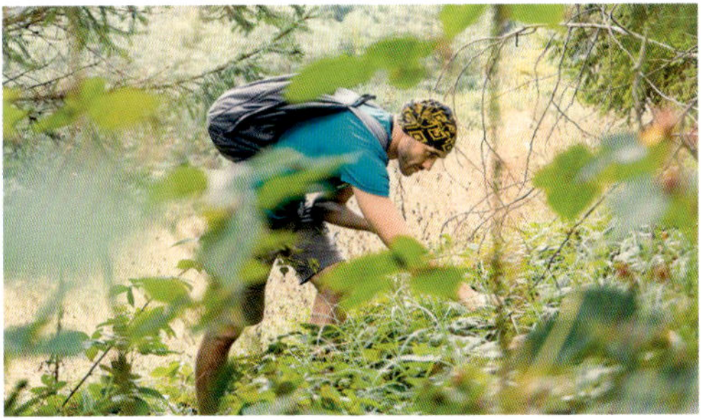

- Pflanzenteile so ernten, dass die Pflanze sich wieder erholen kann.
- Sammelort auf mögliche Schadstoffe aufgrund von Umweltverschmutzungen überprüfen.
- Auf mögliche lebende Gesundheitsgefahren, wie z. B. Zecken oder Fuchsbandwurmeier, achten. Letztere werden ausschließlich über den Fuchskot übertragen – deshalb gilt: Niemals Kot im Wald anfassen!
- Nur so viel Pflanzengut sammeln, wie tatsächlich benötigt wird.
- Nur schöne, heile und rundum gesunde Pflanzen sammeln.

Pflücken Sie die Pflanzen so, dass Sie sie zu Hause nur noch waschen müssen (falls überhaupt notwendig). Denn wenn Sie erst noch alles aussortieren müssen, geht der Spaß schnell verloren: Die Kräuter sind vielleicht schon angewelkt oder nass und können nur mit größter Mühe voneinander getrennt und sortiert werden.

Giersch kann man sehr gut in feuchte Küchentücher einwickeln und im Kühlschrank für 2–3 Tage aufbewahren.

Zum Kräutersammeln hilfreiche Utensilien:

- ein Korb, ausgelegt mit einem feuchten Handtuch
- ein feststehendes Messer
- eine Schere
- eine kleine Schaufel für die Wurzeln
- ein Bestimmungsbuch
- Papiertüten für anderes Sammelgut, wie z. B. Beeren, Nüsse o. Ä.

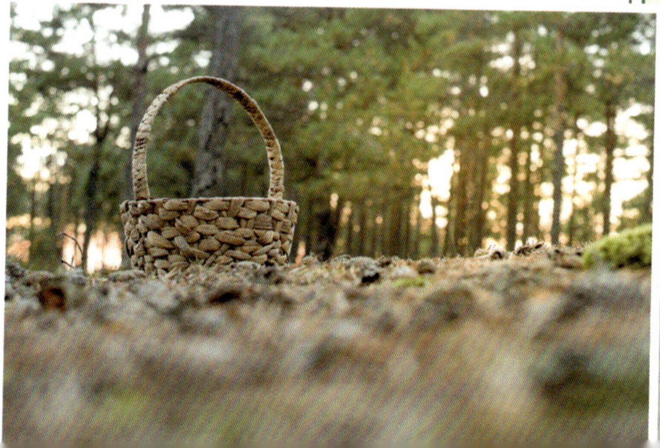

Da der Giersch fast das ganze Jahr über wächst, wird das Kraut selten getrocknet oder konserviert.

Am besten reservieren Sie eine kleine Ecke im Garten für den Giersch. Wenn dieser Platz 2- bis 3-mal im Jahr gemäht wird, haben Sie immer frische Blättchen zur Verfügung. Allerdings sollten Sie diese Stelle niemals harken, denn jedes kleinste Bruchstück hat weitreichende Folgen …

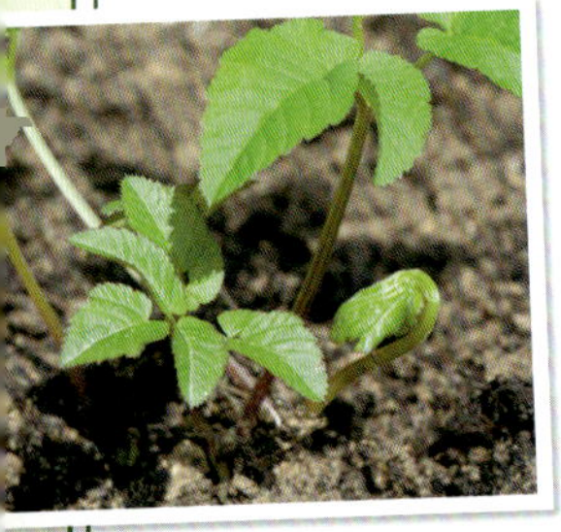

Eine andere Möglichkeit ist es, einen Betonkübel aus dem Baumarkt einzugraben und den Giersch dort einzupflanzen. Wenn Sie ihn nicht aus Versehen aussamen lassen, bleibt er brav im Bottich.

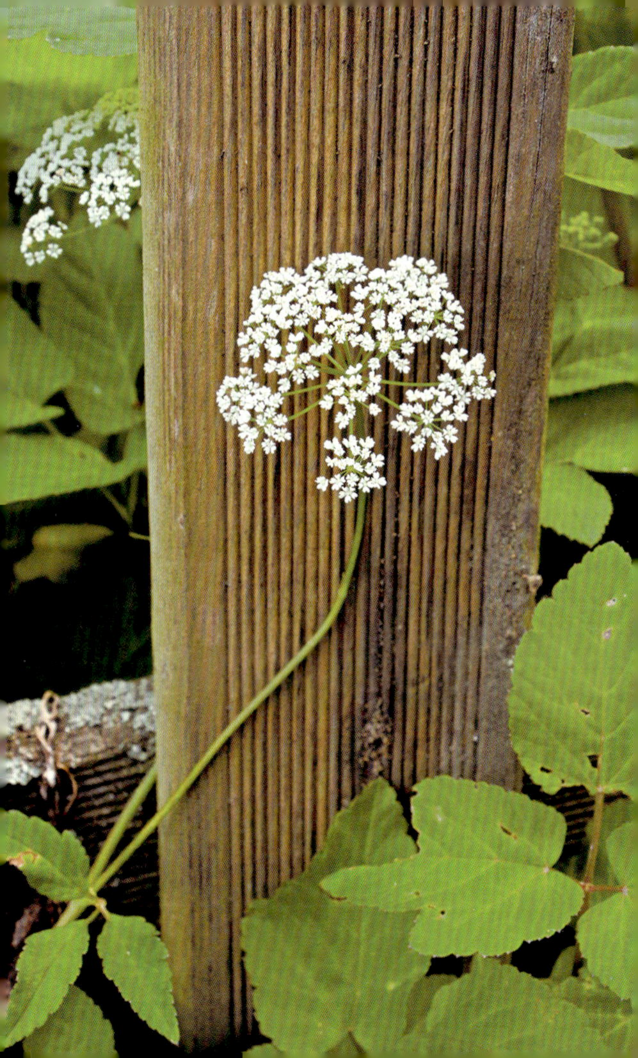

Herstellung von Blütenessenzen

Die Anwendung von Blütenessenzen geht auf den britischen Arzt Edward Bach zurück. Er ging davon aus, dass jede körperliche Krankheit auf eine seelische Störung zurückgeht und dass man diese durch Harmonisierung heilen kann. Diese Harmonisierung wird durch Blütenessenzen („Bachblüten“) unterstützt. Diese werden mit der Sonnenmethode gewonnen, d.h. man nutzt die Kraft der Sonne, um die Schwingungen der Blüten auf das Wasser zu übertragen. Da die Sonne auf die Blüten einwirken muss (mindestens 3 Stunden), um eine sogenannte „Mutteressenz“ herzustellen, funktioniert die Sonnenmethode auch nur an sonnigen Tagen.

Giersch als Blütenessenz fördert die Selbstbeherrschung und Rücksichtnahme. Sie wird eingesetzt bei Eigensucht und Machtstreben.

Man braucht:

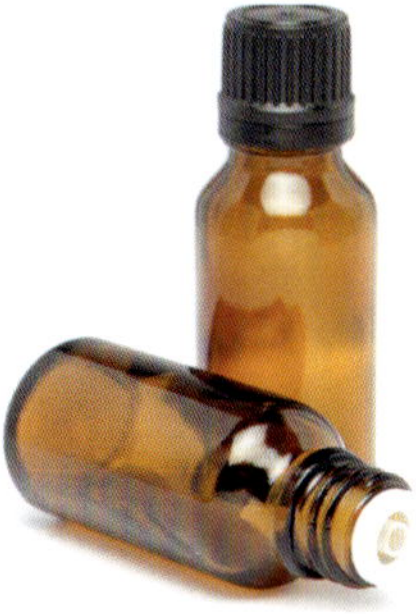

- eine Glasschale
- Quellwasser oder gutes Mineralwasser ohne Kohlensäure
- Haushaltshandschuhe oder ein Stück Papier
- Essig oder Alkohol
- eine braune Glasflasche
- einen kleinen Trichter

Anleitung:

- Die Blüten mit dem Haushaltshandschuh oder dem Papier abpflücken, um die Essenz nicht mit dem eigenen „Fingerabdruck“ zu verunreinigen.
- Das Wasser in die Schale füllen und die Blüten hineinlegen. Die Schale soll randvoll sein und die Blüten müssen ganz mit Wasser bedeckt sein.

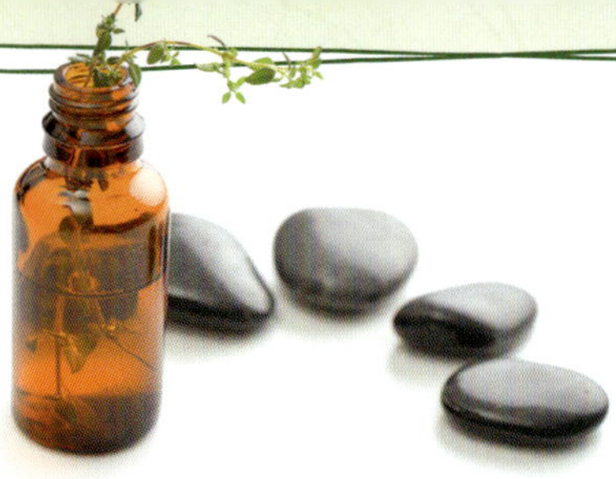

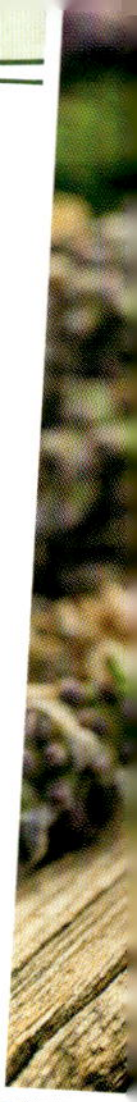

- Die Glasschale an einen sonnigen Platz stellen, damit die Kräfte der Blüten auf das Wasser übertragen werden können. Schön ist ein Platz auf einer Wiese oder zwischen Blumen.
- Die Blütenschale mindestens drei Stunden lang stehen lassen, dann ist die Blütenessenz, auch „Mutteressenz“ genannt, fertig.
- Die Blüten abfiltern und die Essenz in die Flasche füllen. Ca. ¼ Essig oder ⅒ Alkohol als Konservierungsmittel dazugeben.
- Wenn Wasser übrig ist, kann man ein paar Schlucke davon trinken oder die Stirn damit benetzen, um sich auf die Blütenessenz einzustimmen.

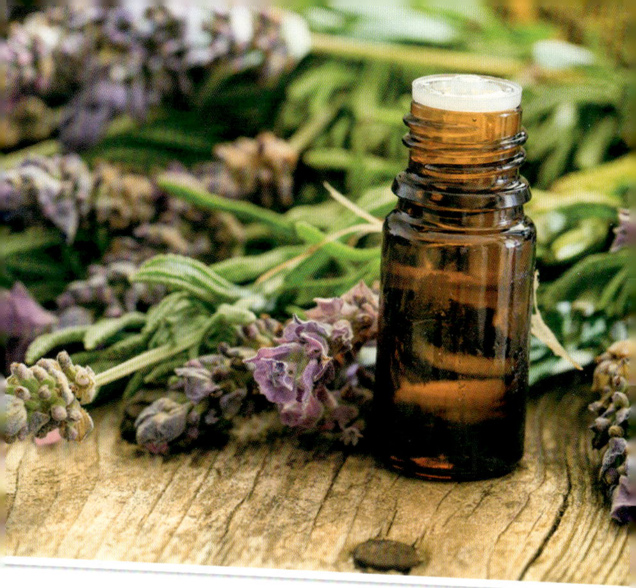

- Die verschlossene Flasche kurz schütteln, um die wässrige Essenz mit dem Konservierungsmittel zu vermischen, und dann mit Inhalt und Datum beschriften.
- Diese „Mutteressenz“ wird nun wie Bachblüten verwendet: Man nimmt ein Tropffläschchen und gibt 1 Tropfen der Mutteressenz auf je 10 ml Wasser.

Medizinische Anwendung

Der Giersch entfaltet seine Wirkung zwar hauptsächlich über die Nahrungsaufnahme, dennoch wird auch die medizinische Anwendung schon jahrhundertelang praktiziert.

Der deutsche Arzt und Apotheker Tabernaemontanus (1522–1590) hat schon im 16. Jahrhundert die Heilwirkung des Gierschs gepriesen:

„Wiewohl der Geyßfuß ein verachtetes unnd unachtsam Kraut ist, so hat es doch auch seinen Gebrauch in der Artzeney überkommen und wird insondere höchlich gelobt zu dem Zipperlein (Gicht), Gliedsucht und Hüfftwehe. Deßgleichen zu den faulen Fiebern in Wein gesotten unnd morgens und abends darvon getruncken oder sonst zu Getränken gebraucht.

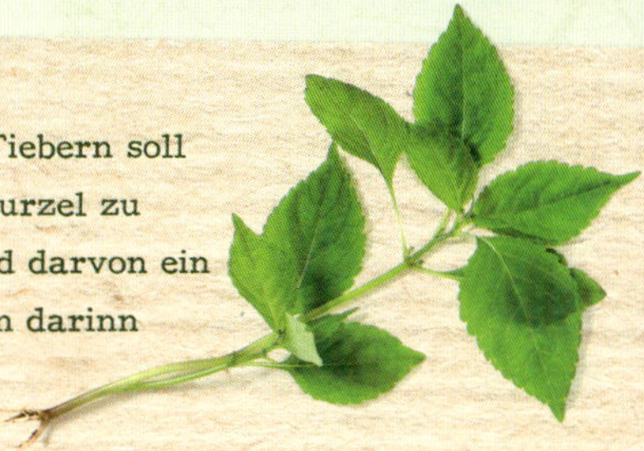

Wider die faulen Fiebern soll man die Gierschwurzel zu Pulver stossen und darvon ein Quintlein mit Wein darinn Geyßfüsselkraut gesotten worden, etliche Tag nacheinander warm trincken und darauff schwitzen... Der Giersch (Geyßfüssel), äusserlich Pflastersweiß übergelegt oder damit gebadet, ist ein gute Artzeney wider das Zipperlein (die Gicht), Gliedtsucht und die Schmerzen der Hüfft.

Schweißbäder darvon gemacht unnd deß Pulvers ein Quintlein mit Wein getruncken wann man in ein Schweiß will gehen und wolgeschwitzt, verhütet den Menschen vor dem Zipperlein und Gliedsucht, vertreibt das kalt und laufende Gegicht in den Gliedern.

Es ist auch der Geyßfüssel den Wundärtzten bekannt geworden, denn sie es zu Heilung der Wunden und allen Schäden gebrauchen, wie es dann in der Warheit ein fürtreffentlich Wundkraut ist."

Bei Gicht und Rheuma

Geben Sie 3 Teelöffel zerkleinerten Giersch auf 2 Gläser heißes Wasser. Lassen Sie den Tee abgedeckt 10 Minuten ziehen und trinken Sie ihn über den Tag verteilt.

Allerdings gehen bei einer Teezubereitung die wertvollen ätherischen Öle des Gierschs rasch verloren. Noch besser ist es deshalb, einen Frischpflanzenpresssaft herzustellen. Dabei sollte eine langsam ansteigende Dosierung gewählt werden, um einer Überdosierung vorzubeugen – zu viele ätherische Öle können durchaus Schleimhautreizungen und Abwehrreaktionen des Körpers hervorrufen.

Podagra-Umschlag

Aus zerstoßenen Gierschblättern wird ein Umschlag bereitet, der dem schmerzenden Gelenk Linderung verschafft.

Dazu sammeln Sie eine gute Handvoll Giersch (Blätter mit Stielen), zerschneiden ihn auf einer wasserfesten Unterlage (kein Holzbrettchen, da es den wertvollen Pflanzensaft aufsaugen kann) und geben alles in die Mitte einer Kompresse oder eines Stofftaschentuchs. Schlagen Sie nun alle vier Seiten des Tuches auf die Größe der zu bedeckenden Fläche ein (wenn Sie eine größere Fläche bedecken wollen, nehmen Sie einfach ein Geschirrhandtuch als Auflage und mehr Giersch).

Fixieren Sie die Auflage mit einer Binde mit der Vorderseite auf dem schmerzenden Gelenk. Diesen Umschlag kann man über Nacht anlegen, wenn der Patient keine Allergiesymptome, wie z. B. Hautrötungen oder Juckreiz, zeigt.

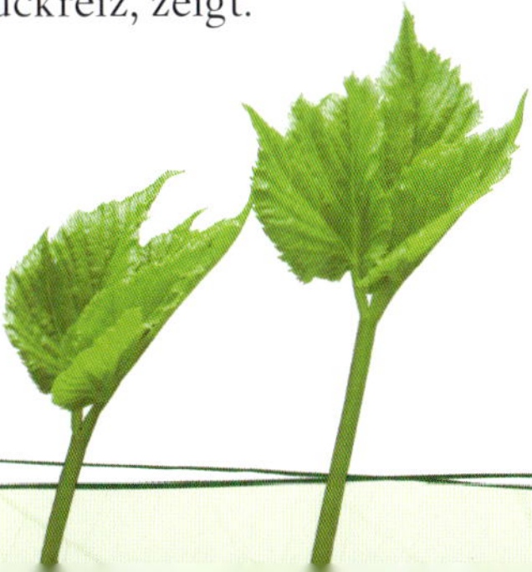

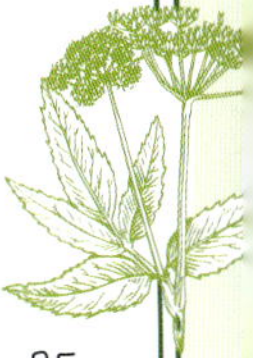

Bei Hämorrhoiden

Bereits 1633 beschreibt John Gerard in seinem Buch *The Herbal or General History of Plants*, wie man die Heilkraft des Gierschs gegen Hämorrhoiden einsetzt: 100 g Kraut und Wurzeln vom Giersch abkochen und den Sud einem Sitzbad hinzufügen. Alternativ können Sie das frisch gesammelte Kraut überbrühen und so heiß, wie es vertragen wird, auf die Hämorrhoiden auflegen.

Gierschsalbe

Die Salbe wird eingesetzt bei Muskelverspannungen, aber auch bei Fibromyalgie, Arthrose, Gicht oder Bandscheibenvorfall. So stellen Sie eine Gierschsalbe selbst her:

1. Sobald im Frühjahr der Holunder blüht, sammeln Sie jeweils 1 Handvoll Giersch und 1 Handvoll Holunderblüten. Diese

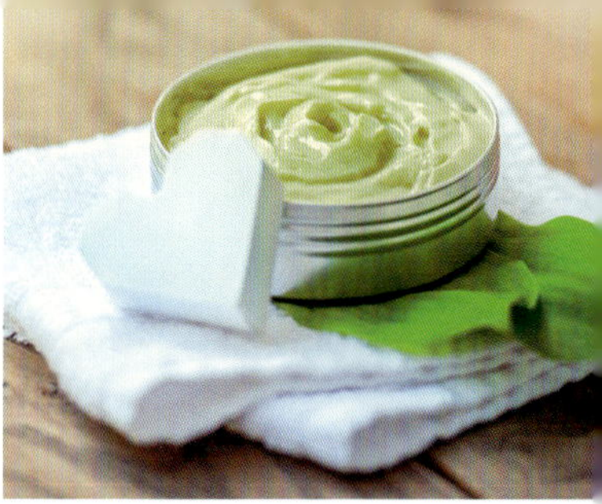

zerkleinern Sie etwas mit einer Schere oder einem Messer (nicht zu klein schneiden) und geben alles in einen Topf. Gießen Sie so viel Olivenöl darüber, dass alle Pflanzenteile gut bedeckt sind.

2. Alles auf 45 °C erwärmen, den Herd abschalten und die Masse zugedeckt 1 Woche stehen lassen. Dabei ab und zu umrühren, damit keine Pflanzenteile aus dem Öl herausragen (Schimmelgefahr!).
3. Nach 5 Tagen die Masse leicht erwärmen und dann in ein mit einem Taschentuch oder einer Kompresse ausgelegtes Metallsieb abgießen. Die Kräuter gut ausdrücken (mit Gummihandschuhen, wegen der Verbrennungsgefahr!) und das Öl in ein feuerfestes Glas oder in eine kleine Kasserolle geben.

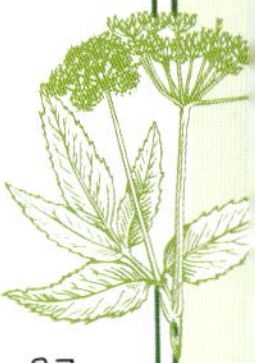

4. Das Öl in einem Wasserbad erneut bis 45 °C erwärmen und pro 100 Milliliter Öl ca. 10 g Bienenwachs hinzugeben.
5. Wenn alles geschmolzen ist, rasch in ein sauberes Glas oder ein ähnliches Gefäß abfüllen.

Im Kühlschrank aufbewahrt ist die Salbe mindestens ½ Jahr haltbar. Die Salbe kann intensiviert werden, wenn Sie etwas Chili zum Giersch und Holunder geben. Dosieren Sie aber vorsichtig, damit es nicht zu intensiv wird. Auch ätherisches Rosmarinöl kann zugegeben werden: Es wirkt durchblutungsfördernd, entspannend und wärmend.

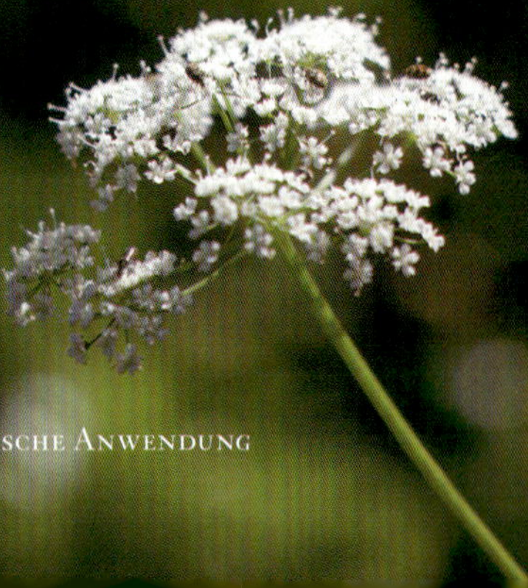

Kochen mit Giersch

Der Giersch ist in der Küche vielseitig verwendbar. Klein geschnitten kann man ihn fast allen Gerichten hinzufügen: Gemüsesuppe, Kartoffelbrei, Salat, Käsesoßen, Bärlauchpesto (bei der Herstellung des Pestos ⅓ des Bärlauchs durch Giersch ersetzen), Kräuterbutter, Spinat, Risotto, Vollkornreis, Quinoa, Maisgrieß sowie Hirsebrei, Brotaufstrichen, Brotteigen und natürlich allen Smoothies! Besonders gut harmoniert der Giersch mit Löwenzahn, Sauerampfer, Brennnessel, Schafgarbe und Sauerklee.

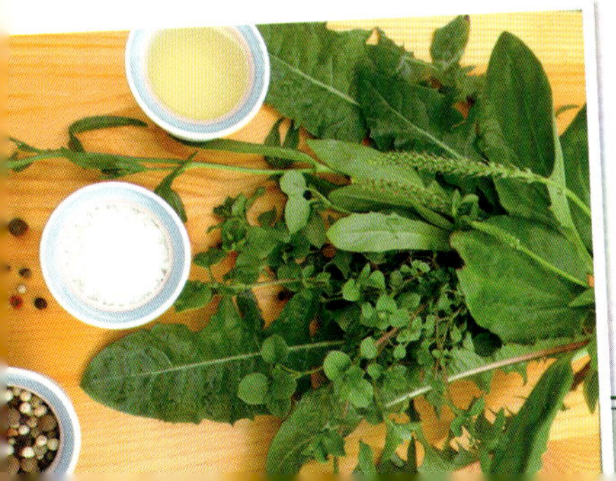

„Grüne Neune"

Die Gründonnerstagssuppe wird auch „Grüne Neune" genannt – dafür gibt es verschiedene Erklärungen:

- Die Neun ist eine äußerst bedeutungsvolle Zahl in der keltischen, also unserer mitteleuropäischen Tradition: Sie ist eine Zahl des Zentrums, denn die acht Himmelsrichtungen (für die Kelten waren neben den üblichen Himmelsrichtungen Norden, Süden, Osten und Westen auch noch Nordwesten, Nordosten, Südwesten und Südosten wichtig) und das Zentrum ergeben neun.

  Es sind neun keltische Jungfrauen, die Brigid, eine der ältesten Göttinnen Europas, begleiten. Die Neun steht in Verbindung mit den Feuerriten zu Beltane, welche von neun mal neun Männern gepflegt wurden. Der keltische Gott Odin hing neun Tage und Nächte an der

Weltenesche Yggdrasil, um die Geheimnisse der Weisheit für die Menschen zu erkennen.

- Die Gründonnerstagssuppe ist traditionell eine „Neun-Kräuter-Suppe“, in welcher der Giersch als eines der ersten und mächtigsten Frühjahrskräuter natürlich nicht fehlen darf. Mit den jungen Frühlingskräutern wird die Kraft des frischen, jungen Grüns gegessen. Der Gründonnerstag bezeichnet das Ende der klösterlichen Fastenzeit und mit der Kräutersuppe wurde das Fasten gebrochen. Je nach Kulturkreis werden dafür drei mal drei Kräuterpflanzen zusammengestellt: z. B. jeweils drei Kräuter für die Schönheit, drei für die Fruchtbarkeit und drei nährende Kräuter, oder drei segnende Kräuterpflanzen, drei magische Kräuterpflanzen und drei heilende Kräuterpflanzen – oder einfach neun Kräuter, die gerade verfügbar sind.

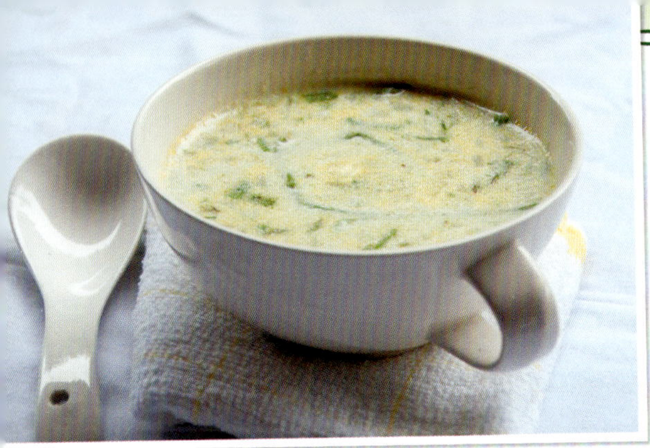

Gründonnerstagssuppe

Zutaten für 4–6 Personen:

1 ½ EL Pflanzenfett
2 EL Mehl
1 l Gemüsebrühe
1 Handvoll Kräuter pro Person
(z. B. Giersch, Löwenzahn, Vogelmiere, Kresse, Brennnessel, Schnittlauch, Petersilie, Sauerampfer, Wegerich, Gundermann, Wiesenbärenklau usw.)
Salz und Gewürze nach Belieben
Sahne oder Hafersahne nach Belieben

Zubereitung:

1. Das Pflanzenfett in einem Topf schmelzen und das Mehl einrühren. Mit der Gemüsebrühe aufgießen und 10 Minuten leise köcheln lassen. Nach Geschmack kann man noch etwas Sahne oder Hafersahne (dann ist es vegan) dazugeben.
2. In der Zwischenzeit alle 9 Kräuter fein schneiden, mischen und in die nicht mehr kochende Suppe geben.

TIPP

Wenn Sie die Suppe mit anderen Leuten gemeinsam zubereiten und essen, kann jeder eine Handvoll Kräuter in den Topf geben und dabei einen Wunsch für die Welt mit dazutun – ein schönes Ritual für alle Beteiligten!

Unkrautlimonade

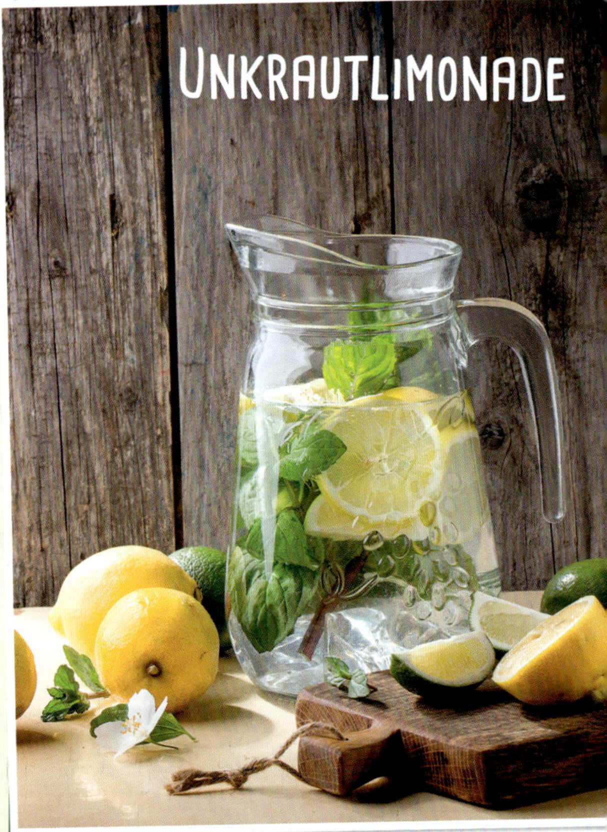

Zutaten:

13 Blätter Giersch
3 Reben Gundermann
3 Stängel Pfefferminze
700 ml Apfelsaft
½ –1 Zitrone in Scheiben
700 ml Mineralwasser „Medium“

Zubereitung:

1. Alle Kräuter zusammen auf einem nassen Brett mit einem Nudelholz oder einer Flasche kurz walken und über Nacht, oder mindestens 3 Stunden, in den Apfelsaft geben. Die Zitronenscheiben darauflegen. Man kann die Kräuter dann wieder herausnehmen und gut ausdrücken oder einfach als Dekoration im Wasserkrug belassen.
2. Mit Mineralwasser auffüllen und servieren – an heißen Nachmittagen auch gerne mit bunten Saft- oder Blüteneiswürfeln.

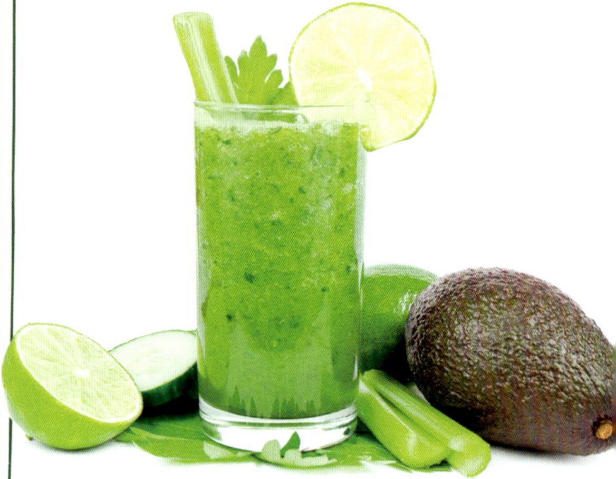

SMOOTHIES

Für die Herstellung von Smoothies ist der Giersch optimal geeignet: Man kann ihn fast das ganze Jahr über in großen Mengen pflücken, mit saisonalen Obst- und Gemüsesorten variieren und sämtliche Kräuter aus dem Garten dazumischen.

Zubereitung:

1. Die festen Blattstiele des Gierschs entfernen, die anderen Kräuter- und Gemüseblätter grob zerkleinern und mit einer Küchenmaschine oder dem Zauberstab kurz pürieren.
2. Das klein geschnittene Obst (Apfel, Banane, Beeren oder Melonen), aber auch Avocados, Karotten oder anderes Gemüse, dazugeben.
3. Alles noch einmal gut durchmixen und eventuell mit etwas Wasser verdünnen.

TIPP

Geben Sie ein wenig gutes Öl (z. B. Hanf-, Lein- oder Arganöl) dazu, damit die freigewordenen Vitamine vom Körper aufgenommen werden können. Und nutzen Sie für Ihre Smoothies auch die Blätter von Radieschen, Kohlrabi, Karotten, Fenchel usw., denn sie enthalten viele zusätzliche Vitamine.

Gierschpfannkuchen

Zutaten für 2–3 Personen:

2 Eier
200 g Mehl
250 ml Milch
¼ – ½ TL Salz
Pfeffer
Paprika
2 Handvoll Gierschblätter
Pflanzenfett zum Ausbacken

Zubereitung:

1. Die Eier trennen. Die Eigelbe, das Mehl, die Milch und die Gewürze zu einem glatten Teig verrühren.
   Den Teig ca. ½ Stunde ruhen lassen.
2. In der Zwischenzeit den Giersch fein schneiden. Die Eiweiße steifschlagen und zusammen mit dem Giersch unter den Teig heben.

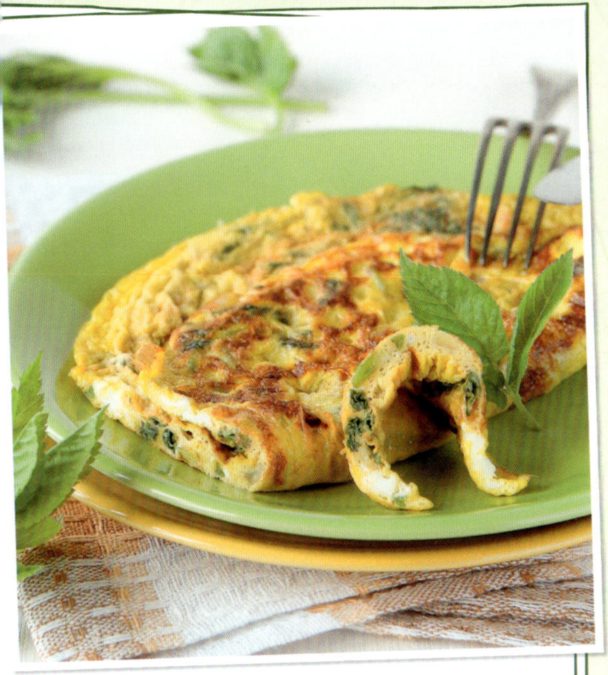

3. Das Fett in einer Pfanne erhitzen und dünne Pfannkuchen darin ausbacken. Die Gierschpfannkuchen zusammen mit einem Salat oder einer Tomatensoße servieren.

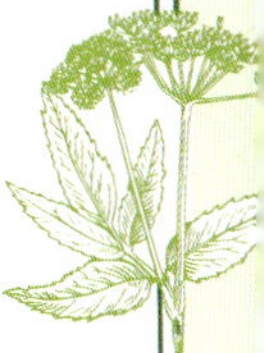

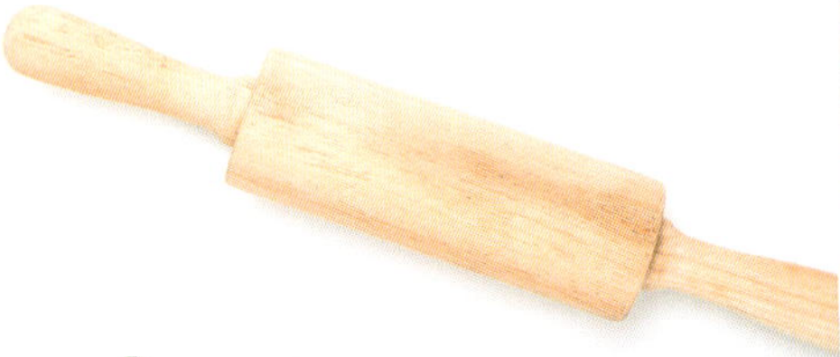

Pizza Podagra

Zutaten für 4–6 Personen:

Für den Hefeteig:
500 g Mehl
½ TL Salz
½ TL Zucker
1 EL Olivenöl
20 g Trockenhefe

Für den Belag:
100 g Pilze
12 Handvoll gehackter Giersch
200 g Mais
200 g Reibekäse

Für die Tomatensoße:
1 Zwiebel
2 Knoblauchzehen
2 EL Olivenöl
400 g passierte Tomaten
1 EL italienische Kräutermischung
Salz, Pfeffer

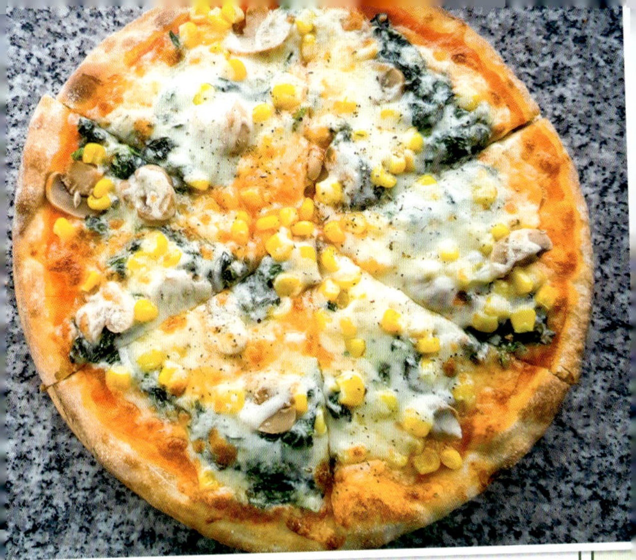

Zubereitung:

1. Das Mehl mit dem Salz und dem Zucker in einer Schüssel vermischen. 300 ml handwarmes Wasser, das Olivenöl und die Trockenhefe dazugeben. Alles gut mit einer Küchenmaschine oder von Hand durchkneten, bis der Teig geschmeidig ist und keine Klümpchen mehr vorhanden sind.

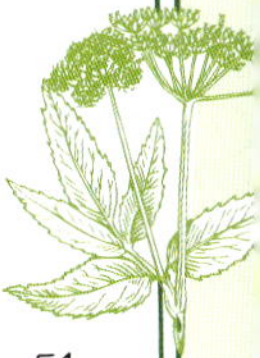

2. Aus dem Teig eine Kugel formen und diese zurück in die Schüssel legen. Etwas Mehl darüber stäuben und die Schüssel mit einem Küchentuch abdecken. Den Teig an einem warmen Ort ca. 30 Minuten gehen lassen. Dann den Teig nochmals kurz durchkneten. In 3 Portionen teilen, auf je 1 Pizzablech (alternativ auf 2 eckige Backbleche) ausrollen und nochmals gehen lassen.
3. In der Zwischenzeit für die Tomatensoße die Zwiebel und den Knoblauch abziehen. Die Zwiebel in Würfel schneiden und diese in einem Topf mit Olivenöl anbraten, bis sie glasig sind.
4. Die passierten Tomaten dazugeben und ca. 15 Minuten einkochen lassen. Die Soße soll nicht mehr flüssig, sondern eher dicklich sein.
5. Den Backofen auf 220 °C (Umluft 200 °C) vorheizen. Den Knoblauch zerdrücken und zusammen mit der Kräutermischung unter die Soße

rühren. Mit Salz und Pfeffer würzen und abkühlen lassen.

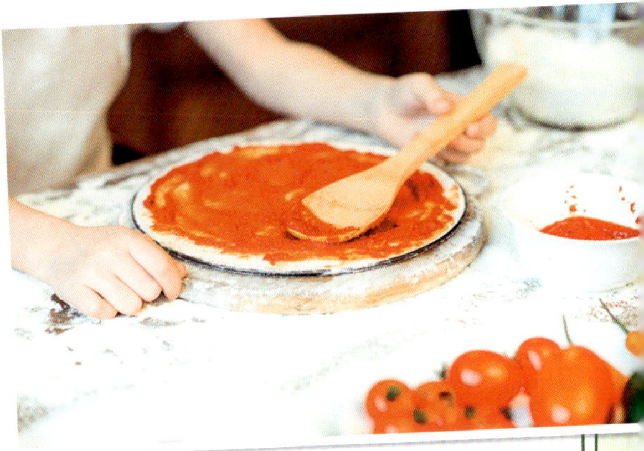

6. Die Tomatensoße auf die beiden Backbleche verteilen. Die Pilze putzen und in Scheiben schneiden. Die Pilze, den gehackten Giersch und den Mais auf der Tomatensoße verteilen und zum Schluss den Käse darüber streuen. Die Pizza im vorgeheizten Backofen 15–20 Minuten backen.

Rassiges Pesto

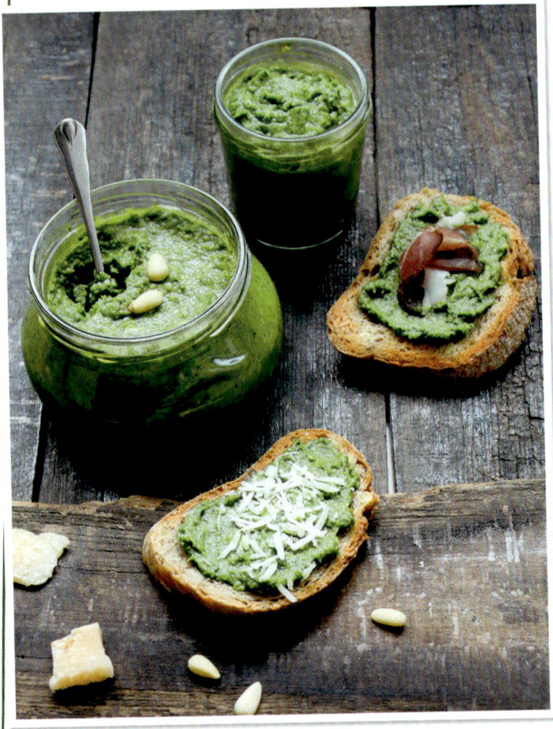

Zutaten für 2–3 Personen:

125 g Bärlauch
100 g Nüsse (Mandeln oder Walnüsse)
140 ml Olivenöl
1 TL Salz
125 g Giersch

Zubereitung:

1. Den Bärlauch im Mixer zerkleinern. Die Nüsse, das Olivenöl, das Salz und den Giersch dazugeben und alles erneut mixen.
2. Das fertige Pesto in ausgekochte, getrocknete Gläser füllen. Die noch offenen Gläser fest auf eine Unterlage klopfen, damit alle Luftblasen entweichen können. Eine Schicht Öl auf das Pesto gießen, um das Schimmeln zu verhindern, und dann fest verschließen. Kühl und dunkel aufbewahrt ist das Pesto ca. 6 Monate haltbar.

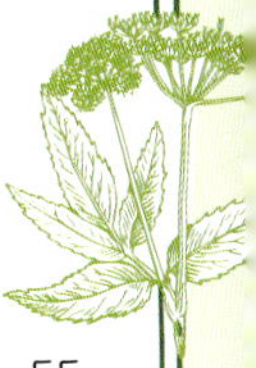

Kräuterquark mit Giersch

Zutaten:

250 g Magerquark
250 g Mascarpone
2 Knoblauchzehen
3 Handvoll Giersch
2 Handvoll andere Kräuter (z. B. Wegerich, Kresse, Gundermann, Vogelmiere usw.)
Blüten je nach Jahreszeit (z. B. Gänseblümchen, Rosen, Kapuzinerkresse usw.)
1 TL Salz

Zubereitung:

1. Den Quark und den Mascarpone in einer großen Schüssel mischen. Die Knoblauchzehen abziehen und auf einem Brettchen möglichst klein schneiden oder durch eine Knoblauchpresse drücken. Zum Quark dazugeben und gründlich untermischen.

2. Die zähen Stängel von den Kräutern entfernen. Die Blätter nach Bedarf waschen, trocken tupfen oder in einer Salatschleuder trocknen. Alle Kräuter möglichst fein schneiden und unter den Quark mischen. Mit etwas Salz würzen. Der Quark sollte mindestens 3 Stunden abgedeckt im Kühlschrank stehen, damit sich das Aroma der Wildkräuter entfalten kann.
3. Vor dem Servieren die Blüten zerpflückt darüber streuen. Dazu passen Pellkartoffeln oder französisches Weißbrot.

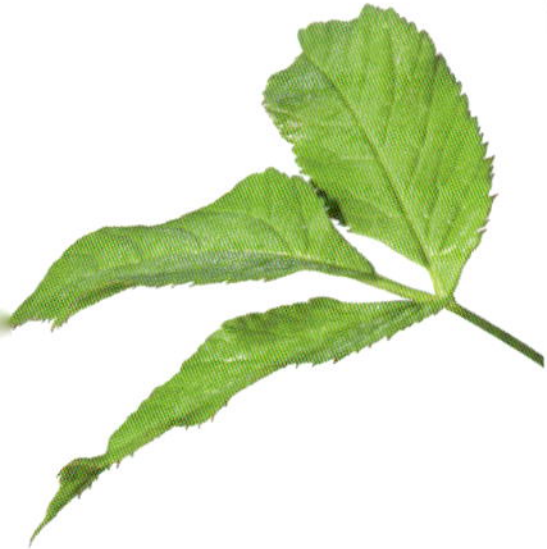

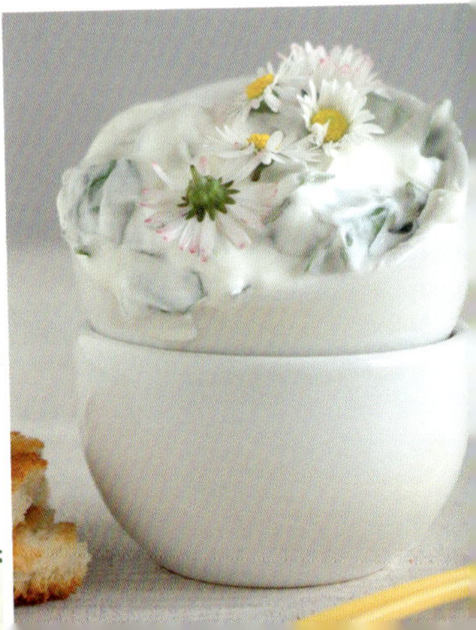

ASTROLOGIE UND PFLANZENKUNDE

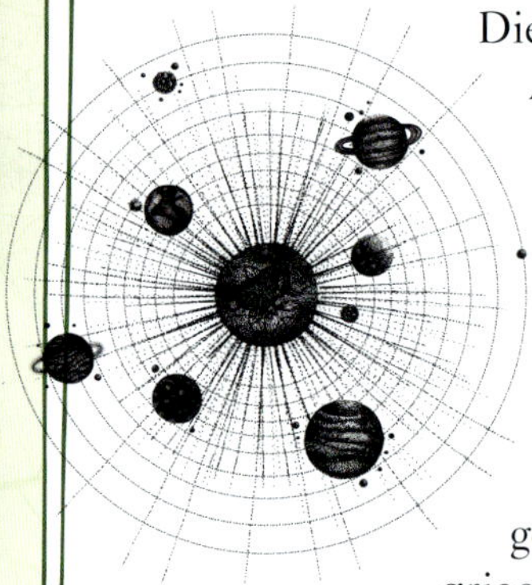

Die Verknüpfung der Astrologie mit der Pflanzenkunde spielt in unserer abendländischen Tradition schon von jeher eine wichtige Rolle. Nach Überlieferungen vertrat schon der griechische Weise Hermes Trismegistos die Auffassung, dass die Welt im Großen eine Spiegelung der Welt im winzig Kleinen ist: „Wie oben so unten, wie unten so oben." Ein Beispiel zur Veranschaulichung: Stellen Sie sich einen Planeten im Weltall vor, der von einem oder

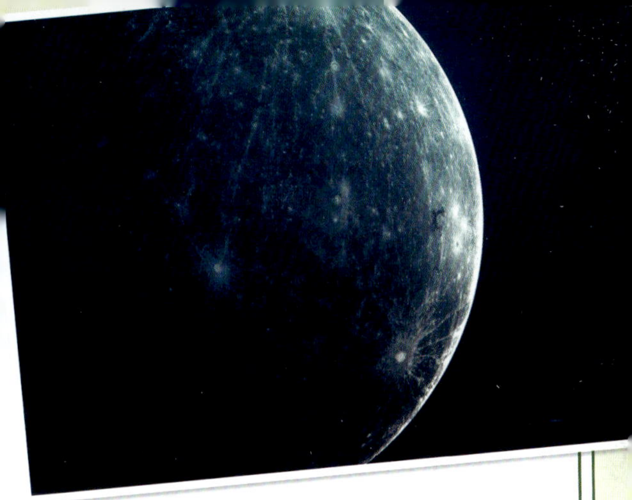

mehreren Monden begleitet wird. Dieses Bild gleicht einem Atom, das von Protonen und Elektronen umkreist wird.

Aber was bedeutet das für den Giersch und seine Wirkung auf den Menschen? Der Giersch passt zu dem Aspekt des Planeten Merkur, dem vermittelnden Urprinzip. Er verhilft dem an Gicht erkrankten Menschen zu mehr Lebensfreude, Spontanität und Vertrauen in die eigenen Kräfte.

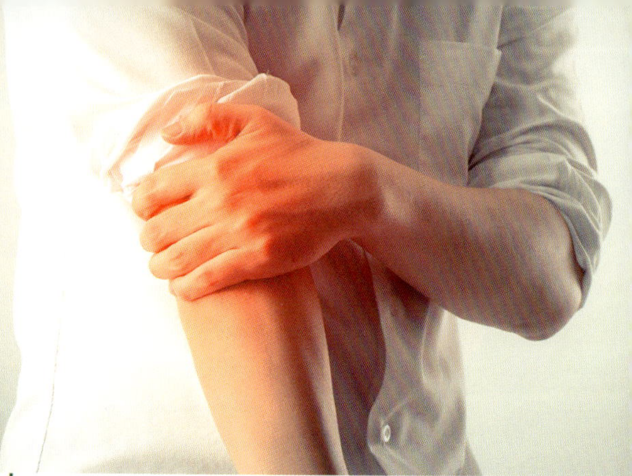

Seelischer Hintergrund des Krankheitsbildes Gicht und sein Bezug zum Giersch

Nach allem, was wir bis jetzt über den Giersch erfahren haben, sind seine herausragendsten Eigenschaften ganz offensichtlich sein unbändiger Optimismus und eine tiefe Lebensfreude: Er lässt sich nicht unterkriegen und lebt mit Freude und Energie. Er steht für das pure Leben – und vor allem für Flexibilität.

Und das ist es auch, was der Giersch zu verschenken hat. Er verhilft dem Menschen zu einer positiveren Weltschau: Verknotungen und Stauungen dürfen sich lösen, in Harnsäure gemeißelte Ansichten können ausgeschieden werden und der Fluss des Lebens wendet sich hin zu Offenheit, Mut und Freude.

Vertrauen heißt das Zauberwort. Vertrauen in das Leben, die Fähigkeiten und die Träume. Kleine Schritte wagen, bevor die Gelenke ganz erstarren. Es gibt immer jemanden, der einen an die Hand nimmt und ein Stück mitgeht. Dann wird der Mensch langsam mutiger, vertrauensvoller und offener. Kleine Siege werden erreicht und alles wird ein Stück leichter – und nun lassen auch die Schmerzen allmählich nach …

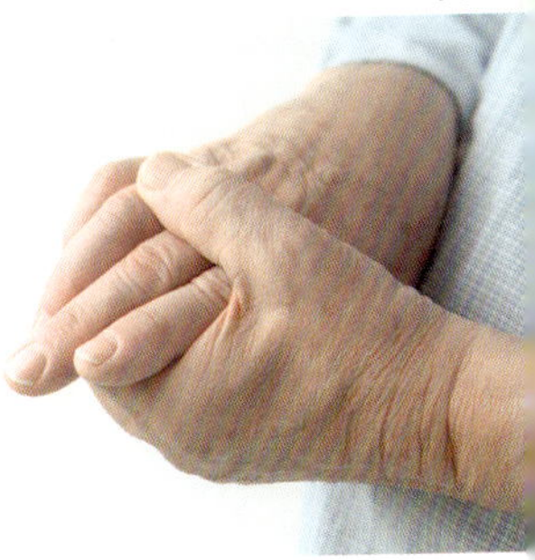

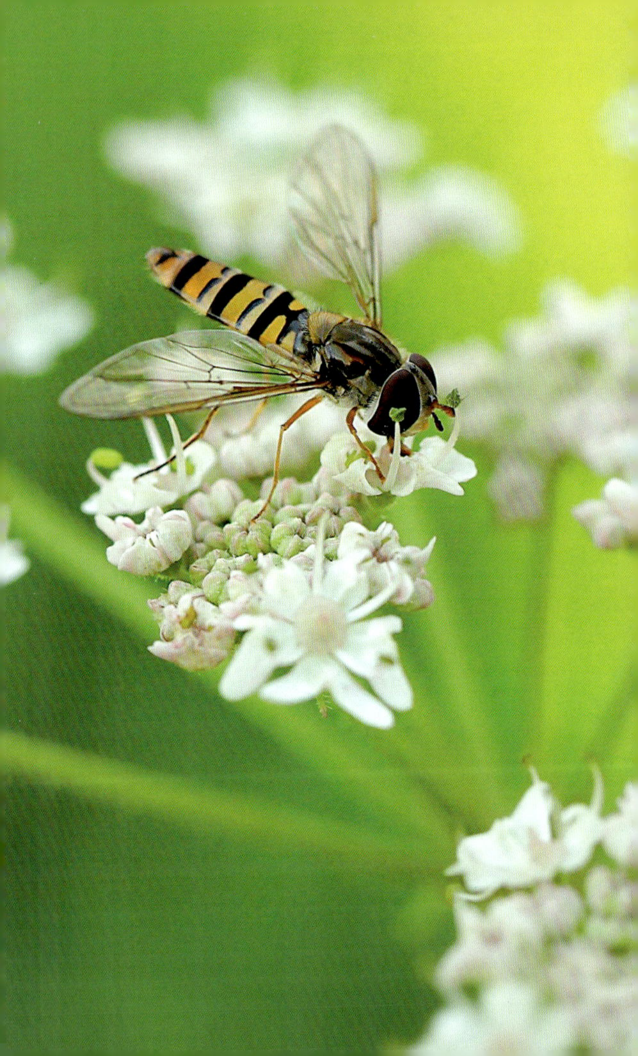

Nicht mit Gicht

Es schrieb der Heimatdichter Fichte
infolge fortgeschrittener Gicht
im späten Leben nie Gedichte.

Nein, nicht das winzigste Gedicht.

Doch schuf er sehr gescheite Lieder,
wie sonst es kaum ein Schreiber tat,
in denen schmerzbefreite Glieder
er für den armen Leib erbat,

der links sich ans Katheder krallte,
damit, trotz reißendem Gebein,
die rechte Hand die Feder halte
und Kunst gebäre.

Jeder lallte
des Meisters Verse
gern beim Wein.

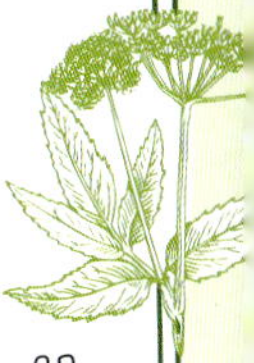

© Andreas Kley,
2012

Genehmigte Lizenzausgabe
tosa GmbH
Industriestraße 19
64407 Fränkisch-Crumbach 2022
www.tosa-verlag.de

Idee und Projektleitung: Sonja Sammüller
Layout, Satz und Umschlaggestaltung:
design cat GmbH

ISBN 978-3-86313-077-0

Bildnachweis:
picture alliance: dieKLEINERT.d Gabriele Meermann U3

Shutterstock: 13Smile 33; ADINA MAGDA 54; Alice Day 61; arigato 14, 28, 32–33, 40–41, 43, 46–47; Bildagentur Zoonar GmbH 57; BUSINESS-CREATIONS 29; Carmen Rieb 62; Dizfoto 23; Dn Br 2-64; geraria 3, 5–6, 13, 20–21, 23, 2 28, 32, 39, 58; GoodStudio 58; Guy' s Art 42; Inga Nielsen 46; LeStudio 25; LightField Studios 53; Lyubov_ Nazarova 22; MADDRAT 2–64; mama_mia 30; Manfred Ruckszio 1 26; Mysikrysa 8; Natalia Evstigneev 49; Natasha Breen 44; NUT WUTTINAN 51; Olga Bondarenko 39; Phanuwat 50; Photography Cornwall 9; Photomontage 7; rawf8 31; Shaynepplstockphoto 60; Tibest 12; Vadim Sadovski 59; vaivirga 10- Werner Rebel 38; Yulia Grigoryeva

Alle weiteren Bilder von design cat GmbH